TRAITÉ

RAISONNÉ

DE LA MORVE.

TRAITÉ

RAISONNÉ

DE LA MORVE,

Par F. L. MOREL,

Vétérinaire, a Chaumont-Oise; ex-répétiteur de pathologie et d'opérations, a l'École royale d'Alfort.

L'art de raisonner n'est, dans le fond, que l'art de bien observer et de bien juger.

Condillac, *Discours préliminaire du Cours d'Études.*

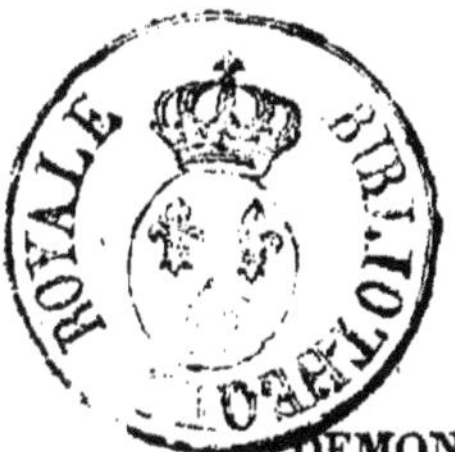

A PARIS,

Chez { DEMONVILLE, Imprimeur, rue Christine, n° 2; COMPÈRE, Libraire, rue de l'École de Médecine, n° 8.

1823.

PRÉFACE.

L'IMPORTANCE que l'on attache à la morve, la frayeur que cette maladie, que son nom même inspire aux propriétaires de chevaux, m'ont engagé à suivre avec soin les animaux morveux qui ont été soumis à mon observation, et à faire sur eux des expériences chaque fois que je l'ai pu. J'avais pour but, en me comportant ainsi, de publier un jour un Traité complet de cette affection (la Morve), qui n'est encore qu'imparfaitement connue ; mais, craignant de ne pas avoir le courage ou l'occasion d'effectuer mon projet, je me suis décidé à rassembler les notes qui devaient servir de bases à un ouvrage étendu, pour les livrer immédiatement à l'impression, quelque irrégulier que pouvait être l'opuscule qui en résulterait, et auquel j'ai donné le titre qui était destiné au travail dont il n'est qu'une esquisse grossière. J'ai donc, comme on le voit, négligé les formes, pour m'attacher particulièrement au fond.

Cinq chapitres sont consacrés à la Morve. Le premier traite de la

nature de cette maladie; le deuxième étudie ses symptômes; le troisième est relatif aux causes qui la
produisent; la contagion est dis-
cutée dans le quatrième, et le cinquième concerne le traitement.

On sera peut-être surpris de ren-
contrer dans l'un des articles (le
quatrième) que je viens d'énumérer, un passage tout-à-fait étranger
au sujet de l'ouvrage. Il n'y avait
en effet pas lieu à l'y intercaler : ce
n'est que le haut degré d'intérêt
qu'il offre aux vétérinaires, qui m'a
fait hasarder une distraction que
mes collègues me pardonneront

sans doute, en considération du motif. Du reste, chacun jugera ma production comme il l'entendra ; je ne cherche point à briller, j'essaie d'être utile.

TRAITÉ

RAISONNÉ

DE LA MORVE.

~~~~~~

CHAPITRE PREMIER.

De la nature de la Morve.

Je passe sous silence l'époque où, plus heureux qu'aujourd'hui, les médecins, et à leur exemple les hippiatres, voyaient les humeurs *âcres*, *corrompues*, *subtiles*, etc., filtrer à travers les tissus pour aller trouver l'organe qu'elles voulaient attaquer. Alors il en était de la morve comme des autres maladies, on s'en rendait facilement compte.

Mais, plus tard, quand on eut recours à l'observation, il fut aisé de voir que l'affection qui m'occupe n'était point connue, et que, pour acquérir des notions certaines à son égard, il fallait quitter le cercle vicieux au-
~~~~~~

tour duquel on tournait sans cesse depuis long-temps.

On prit, en effet, une direction nouvelle, que la raison semblait indiquer ; et, dès ce moment, les efforts des vétérinaires ont cessé d'être infructueux. Ils ont chaque jour soulevé davantage le voile qui dérobait la vérité ; et si cette dernière n'est point encore manifeste, elle est du moins tellement approchée par quelques auteurs, qu'aidé des écrits de ces derniers, des travaux peu pénibles m'ont suffi pour la découvrir.

Je ne ferai point ici l'histoire des progrès des connaissances acquises sur la morve, qui grossirait mon ouvrage sans en augmenter l'intérêt ; je me bornerai à dire que cette maladie a été successivement comparée à la *syphilis*, au *cancer*, à un *catarrhe*, et que, tout récemment, elle a été regardée comme une *affection tuberculeuse*. Plusieurs de ces opinions étant fondées, je les rappellerai au besoin.

La morve est une inflammation de la membrane muqueuse qui tapisse les cavités nasales ; mais une imflammation passée à l'état chronique, et qui a désorganisé des portions plus ou moins étendues de systèmes.

(3)

Cette phlegmasie n'est point spéciale dans son genre : la *gourme*, le *coryza*, et généralement toutes les maladies inflammatoires des fosses du nez la constituent alternativement, quand, par des circonstances que nous étudierons plus loin , elles ont pris un caractère particulier, auquel l'ignorance a fait donner le nom ridicule que nous lui conservons encore.

Lorsqu'une cause maladive quelconque exerce son influence sur la pituitaire, elle détermine l'irritation de celle-ci. Cette irritation, plus ou moins appréciable, suivant qu'elle est intense, fait des progrès; et, à mesure qu'elle augmente, des phénomènes inaccoutumés la décèlent de plus en plus. Enfin, elle devient tout-à-fait évidente : la rougeur, le gonflement, la chaleur et la douleur qui l'accompagnent ne permettent pas qu'on la méconnaisse, et quand elle est arrivée à ce degré de force, on dit que l'inflammation est formée.

A cette époque, la partie est éminemment malade: sa vitalité, ses fonctions, tout a changé de nature. Une sensibilité extrême, une circulation très-active, des sympathies variées, etc., indiquent qu'elle possède une nouvelle existence ; et quoique cette dernière soit rapportée à des puissances différentes, selon qu'on remarque tels ou tels symptômes, toujours est-il vrai de dire qu'elle ne varie jamais, et que, dans le point de l'économie animale où nous la voyons maintenant, aussi bien que dans tout autre, elle n'est véritablement que l'exaltation permanente des propriétés de la vie. Seulement, elle présente des anomalies fréquentes, qu'il est facile d'évaluer par l'observation judicieuse.

Ces choses étant données, nous allons suivre avec méthode la marche par laquelle l'organisme parvient à être affecté de la morve, et, fidèle aux faits que l'expérience nous a fournis, nous arriverons sans doute à des résultats satisfaisans.

Qu'une cause irritante ait été mise en contact avec la muqueuse du nez, ou que les connexions de celle-ci avec des organes souffrans, la forcent de participer à leur altération, il en résulte toujours l'inflammation de cette membrane. Cette inflammation occupe d'abord un espace plus ou moins circonscrit, s'étend de proche en proche, et finit par envahir, quelquefois, avec une ra-

pidité surprenante, des tissus dont l'importance est relative à leur destination. C'est une
loi générale de la machine vivante, que toutes
les parties qui la composent soient récipro-
quement sous la dépendance les unes des
autres. Toutefois les rapports qu'elles ont
entre elles sont plus directs de celle-ci à
celle-là, et d'autant plus grands, qu'il y a
analogie de structure. Aussi voyons-nous
rarement la phlegmasie de la nasale n'être
pas accompagnée, ou, comme on le dit vul-
gairement, *compliquée* d'irritations subsé-
quentes: le plus souvent, au contraire, elle
se réfléchit dans les voies digestives, dans
la trachée et les bronches, sur les glandes
maxillaires, sublinguales, etc., dont elle
modifie l'état actuel, et bientôt ces appareils agrandissent, isolément ou ensemble,
son domaine respectif.

Tant qu'elle est aiguë, l'inflammation des
narines reçoit des qualifications diverses, à
proportion de son intensité, de son expan-
sibilité, et de la variété des effets qu'elle
provoque. On lui donne encore de nouvelles
dénominations lorsqu'elle se déplace, et en
raison du point de l'économie où elle va se
fixer. Mais, dans tous ces cas, son caractère

actif empêche que le mot *morve* ne soit employé pour la rendre. Ce n'est qu'après une série plus ou moins prolongée d'accidens pathologiques, et quand il y a eu transmutation de tissus dans la partie, que cette expression lui est concédée.

Jusque-là, les noms par lesquels on l'exprime ne méritent pas attention; ils sont tous conventionnels, les circonstances seules les déterminent. Il en est de même à l'égard du titre de *morve*, qui présente l'idée d'un symptôme unique, et qui n'est pas constant; néanmoins, comme celui-ci se rapporte à une période assez généralement invariable, quand elle est bien constatée, et que, de plus, il est universellement admis, nous devons y attacher une importance proportionnée à la valeur qu'il a acquise : nous le conserverons.

Quoi qu'il en soit, la muqueuse du nez étant enflammée, les signes pathognomoniques de la phlegmasie apparaissent. Différentes locutions sont usitées pour les définir; nous les négligeons, pour ne considérer que les phases que ceux-là parcourent avant de constituer les attributs du prétendu *vice morveux*.

Ces signes, qui ne laissent pas l'esprit en suspens, tant qu'ils sont bornés à la tuméfaction, à la rougeur, à la chaleur et à l'exaltation de la susceptibilité locale, deviennent les sujets de suppositions gratuites qui inspirent la crainte ou la sécurité, dès qu'ils se compliquent, et à mesure qu'ils éprouvent des modifications notables ; toutes variations émanant des changemens qui surviennent dans l'état normal de la partie actuellement malade. Il est incontestable que, dans le premier temps, l'altération des tissus est purement physique, et réduite à l'accroissement de leur vitalité ; tandis qu'à une période plus avancée, elle se compose essentiellement d'un nouveau mode dans la constitution organique.

Plus l'inflammation de la membrane du nez est restreinte, plus aussi sa marche est régulière ; ses symptômes sont peu nombreux, et faciles à apprécier. Ils forment d'abord le groupe caractéristique de la phlegmasie ; bientôt l'absence totale de la sécrétion muqueuse s'y ajoute, et une abondance disproportionnée de fluides, succédant à celle-ci, vient enfin terminer la scène. La quantité de ce liquide, que ses caractères spéciaux ont fait nommer pus, est relative à la vigueur de l'inflammation qui a précédé; elle diminue progressivement; avec elle s'éteignent tous les phénomènes morbifiques, et incessamment le rhythme habituel est rétabli. Bien entendu que la facilité de la cure est en harmonie avec le genre de traitement adopté.

Cette localité, cette simplicité et cette régularité que nous venons de voir, se rencontrent dans un petit nombre de cas; le plus souvent, au contraire, l'inflammation de la muqueuse des fosses nasales se propage à d'autres régions, avant même qu'elle n'ait acquis une force très-élevée. La membrane interne de l'estomac et des intestins; la paroi intérieure du larynx, de la trachée - artère et des bronches; le tissu propre des glandes parotides, maxillaires, sublinguales, etc..., tels sont les principaux organes sur lesquels elle rejaillit infailliblement, et qui, en vertu de leurs sympathies respectives, la transmettent à des appareils plus éloignés encore. C'est de cette manière qu'il faut concevoir la possibilité d'une infection générale du corps. La perte de l'appétit, la soif, la constipation ou la diarrhée,

la toux, la difficulté de respirer, le bruit
que produit l'air en traversant la glotte, l'augmentation de volume, la sensibilité, etc.,
des glandes mentionnées plus haut, et de
leurs annexes; la force, la dureté et la fréquence du pouls; la rougeur des muqueuses
apparentes: par suite, la faiblesse, l'anxiété,
etc., etc., sont autant de conséquences na-
turelles du tableau précédent, et ces symptômes se multiplient, s'amoindrissent ou
changent de forme, à proportion que la
phlegmasie borne ou étend ses limites, et
selon l'intensité qu'elle acquiert. La nature
des causes, la disposition individuelle, le régime, les travaux, etc., y sont aussi pour
beaucoup.

Dans ces circonstances compliquées, le
pronostic est presque toujours arbitraire :
les idées humorales prévalent assez souvent :
on veut constamment trouver les *vices ma-*
lins de la *gourme*, de la *fausse gourme*, ou de
telle autre affection *méchante*, et les remèdes
les plus singuliers, les moins appropriés à la
maladie, sont ordonnés sans scrupule. Néanmoins, en supposant que ceux-ci soient dé-
terminés sagement, le trouble de l'économie
se dissipe graduellement; la santé finit par

reparaître, et pour avoir été tardive, la guérison n'en est pas moins parfaite.

Jusqu'à présent, nous avons envisagé l'inflammation nasale, soit simple, soit compliquée, dans l'hypothèse d'une issue régulièrement heureuse ; cette fin est la plus rare. Des lésions de différentes espèces, et dont la gravité l'emporte quelquefois sur la sienne propre, la terminent fréquemment quand l'animal a pu lui résister.

Toute phlegmasie est susceptible de résolution et de récidive (celle qui nous occupe ne fait point exception) ; mais la nature des causes, celle du traitement ; l'idiosyncrasie des sujets, leur nourriture, et mille autres vicissitudes en font varier les résultats. C'est ici ou nulle part, qu'il importerait de tenir compte de ces influences partielles. Ce sont elles qui font souvent préjuger la morve chez un animal qui n'en montre aucune apparence directe : nous en traiterons à l'article des *symptômes*. Il nous suffit, dans ce moment, de les avoir signalées, pour faire sentir par quels moyens l'inflammation peut prendre une direction inverse à celle qui amènerait des chances fructueuses.

Une fois l'inflammation de la pituitaire

développée, elle ne tarde pas à devenir chronique, si les agens utilisés contre elle n'ont pu qu'en mitiger les effets sans les détruire complètement. Alors naît une nouvelle succession d'événemens, moins menaçans que les premiers, mais qui résistent davantage aux efforts du médecin. Ainsi, la rougeur et la chaleur extraordinaire qui existaient disparaissent presque entièrement; quelquefois même la première est remplacée par une pâleur plus ou moins prononcée; l'engorgement se réduit à peu de ehose, la sensibilité discontinue d'être exaltée, les fonctions semblent se rétablir, en un mot, la partie paraît n'être plus affectée, ou ne l'être que faiblement. Cependant l'organisme ne rentre point dans sa rectitude ordinaire, des symptômes obscurs indiquent qu'il partage un malaise, que quelques-uns de ses points sont gênés dans leurs actions, quoique la phlegmasie soit dissipée, eu égard à la disparition de ses signes distinctifs. Tous ces mouvemens occultes cessent de surprendre, dès qu'une attention scrupuleuse est dirigée vers le siége des troubles primitifs.

En effet, l'examen de ce dernier, quand il est bien fait, apprend que l'inflammation n'a point cédé, que son activité s'est seulement affaiblie jusqu'à un degré peu sensible, et que par conséquent, elle existe toujours : toutefois avec cette différence, qu'étant revenu au type commençant, elle doit être regardée plutôt comme une irritation constante, que comme une inflammation proprement d te (1).

En même temps que les systèmes sont moins altérés, les actes qu'ils produisent deviennent plus libres, et même souvent assez pour que l'économie puisse s'habituer sans répugnance à ce nouvel ordre de choses. De là l'ignorance où l'on est fréquemment sur la présence d'une lésion qu'il faudrait en quelque sorte deviner. Mais, pour être peu marquée, la perversion de la partie n'en est pas moins réelle, et les suites fâcheuses qui en découlent, ou les autopsies soignées des individus qui ont pu n'en être pas visiblement incommodés, en tant qu'ils sont morts de toute autre maladie, la démontrent incontestablement. Dans tous les cas, c'est une

---

(1) Pour nous, l'irritation est le premier degré de la phlegmasie. (*Aperçu général sur l'inflammation*, p. 6.)

augmentation latente de la vie, c'est une inflammation chronique. Nous allons examiner
ce qu'elle peut devenir.

Suivant que les circonstances le permettent, l'inflammation chronique ne baisse
ni ne s'active d'une manière frappante. C'est
un travail lent, plus accéléré cependant
que dans l'état ordinaire, et dont l'aspect,
la force, etc., sont en rapport avec le genre
d'organes lésés, qui n'est pas capable de
causer par lui-même de grandes révolutions.
Ce travail modifie les tissus, les atténue, ou
les fortifie trop, et les amène insensiblement
à exécuter des fonctions en partie dénaturées,
ou tout-à-fait différentes de celles qu'ils rem-
plissaient dans l'origine. Les sécrétions, ac-
crues ou diminuées, opérées par des in-
strumens dégradés, fournissent des produits
d'une nouvelle essence, et qui finissent par
entraver les mouvemens de la nature. Tantôt
c'est un liquide plus séreux qu'il ne devrait
être ; d'autres fois, une liqueur épaisse,
blanche, jaunâtre ou verdâtre ; dans des cas,
le fluide élaboré se trouve particulièrement
chargé d'albumine, dans d'autres, de sels
calcaires ; enfin, sans changer ses élémens,
la matière sécrétée peut éprouver une ré-

partition vicieuse dans l'arrangement de ceux qui la constituent pendant la santé, et la prédominance de tel ou tel autre d'entre eux, suffit pour lui donner des propriétés entièrement neuves.

Toutes ces substances modifiées sont de véritables corps étrangers qui irritent par leur présence les parties qui leur livrent passage, et celles qui les absorbent pour se les approprier, ou pour les porter plus loin. Partant celles-ci s'enflamment, et subissent à leur tour les métamorphoses qu'enfante la phlegmasie. Mais cette inflammation secondaire n'ayant qu'un siége excessivement borné, ses effets ne développent pas des sympathies qui puissent être évaluées.

Les tissus ne sauraient rester indéfiniment en proie à une perturbation, sans se désorganiser plus ou moins profondément. La désorganisation peut se faire attendre longtemps, elle peut également, lorsqu'elle est commencée, faire des progrès peu sensibles; mais elle a toujours lieu, quand l'inflammation chronique résiste aux efforts de la nature et à tous les secours de l'art. Nous supposons ceux-ci appropriés à l'essence du mal.

Ici, les vaisseaux lymphatiques se di-
latent, leurs parois s'amincissent, et la trame
cellulaire qui les entoure s'infiltre ; là, ce
sont les capillaires sanguins qui présentent les
mêmes phénomènes ; plus loin, les uns et les
autres, qui prennent un calibre moindre, en
s'épaississant, en se resserrant, etc.; ailleurs,
on rencontre des nerfs qui cessent de perce-
voir les sentimens ; enfin, plusieurs systèmes
s'altèrent à la fois dans le même point, et,
suivant qu'ils éprouvent une émaciation ou
un accroissement de volume, une suppuration durable ou une affluence de principes
étrangers, etc. etc. ; des organes, des parties,
des régions entières s'atrophient, s'hyper-
trophient, se détruisent ou se décomposent.
Ces mutations n'arrivent pas subitement ;
elles s'opèrent par gradation, et le plus souvent avec lenteur.

C'est en suivant la marche que nous venons
d'étudier, que la phlegmasie des narines dé-
génère en l'état critique que l'on regarde
comme si suspect. D'abord aiguë, l'inflammation de la pituitaire ne tarde pas à prendre
le caractère chronique, et les tissus alors
modifiés, développant des actions viciées, et
dont les résultats ne le sont pas moins, s'af-

fectent de plus en plus, jusqu'à ce qu'enfin la destruction s'y manifeste. Toutefois cette dernière n'est pas toujours reconnue à son apparition ; elle a souvent fait des progrès considérables quand on croit seulement qu'elle commence. Néanmoins, visible ou cachée, dès qu'elle existe, l'animal est véritablement morveux, et les événemens ultérieurs ne manquent jamais de confirmer cette assertion.

Je le répète, la morve n'est qu'une désorganisation de parties déterminées, amenée, comme toutes celles que peut offrir l'économie vivante, par une inflammation qui s'est montrée rebelle, et ne faisant des ravages qu'en suscitant ou entretenant un état inflammatoire. Nos preuves seront irrécusables ; elles auront leur source dans les cadavres d'animaux morts à la suite de la morve, ou qui ont été sacrifiées à cause des signes probables qu'ils donnaient de cette maladie. Il aurait été superflu d'indiquer le genre des désordres auxquels nous consacrons le mot *morve*, puisque nos moyens de conviction doivent satisfaire à ce double objet.

Un animal ne devient jamais morveux, sans avoir préalablement eu la membrane olfactive enflammée, une ou plusieurs fois, directement ou consécutivement, et quand il est affecté de lésions organiques, conséquences inévitables d'une inflammation devenue fixe et permanente, la phlegmasie persiste encore, en vertu des foyers d'irritation que celles-là forment. Cette phlegmasie, cependant, ne développe à cette époque qu'un trouble mesuré, parce qu'elle enveloppe une étendue trop restreinte pour que l'habitude du corps puisse visiblement souffrir de sa présence. Ce n'est qu'à mesure que les centres inflammatoires se multiplient et s'agrandissent, surtout lorsqu'il en existe dans des organes principaux, que les fonctions générales s'altèrent, se pervertissent, et finissent par ne pouvoir plus entretenir la vie du sujet. Dans le plus grand nombre de cas, on n'attend pas cette terminaison malheureuse, on sacrifie les animaux dès qu'on la prévoit. Exposons maintenant ce que les autopsies nous présentent de remarquable, la nature de la maladie que nous traitons sera irrévocablement démontrée par ce moyen.

La muqueuse des fosses nasales est pâle, tuméfiée, présente des ulcérations dont la

2

grandeur, la configuration varient , mais qui sont toujours entourées par une aréole rouge. La profondeur de ces ulcérations n'est pas plus constante : tantôt elle est réduite à une entamure superficielle de la membrane (excoriation); tantôt elle embrasse toute l'épaisseur de celle-ci, et même une partie des os ou cartilages sous-jacens ; leur position , la matière qu'elles donnent ne sont pas moins variables: placées à l'extrémité inférieure ou dans la région mitoyenne des narines, sur la cloison médiane ou sur les ailes du nez, on les rencontre aussi fort souvent vers l'ethmoïde, sur les cornets ou dans leurs circonvolutions; un fluide visqueux les recouvre : il est jaunâtre dans des cas, verdâtre, brunâtre , etc., dans d'autres , et la quantité en est rarement grande. On trouve fréquemment çà et là, ou réunis en paquets, des petits corps arrondis (tubercules), grisâtres, durs, composés d'une substance osseuse ou cartilagineuse, quelquefois enveloppés d'une petite poche fibreuse, gros comme des grains de millet, des têtes d'épingles, ou même approchant la dimension de pois ordinaires : les plus volumineux sont déjà ramollis à leur intérieur. Ces produc-

.tions pathologiques résultent d'une exhala-
tion locale de phosphate et de carbonate de
chaux, ou de tout autre principe anomal
de l'inflammation (1); elles se développent,
s'organisent, se nourrissent et croissent sous
l'influence de la phlegmasie : la cause qui
les a fait naître préside à leur existence; c'est
également elle qui hâte leur destruction. En
les suivant sur le cadavre, on reconnaît le
moteur qui les animait.

Ainsi, l'une est grosse, résistante, contient
dans son milieu un point mou et jaune, qui
peut être regardé comme un commencement
de suppuration; une autre, moins proémi-
nente, quoique osseuse et difficile à couper,
diffère cependant de la première, en ce
qu'elle est compacte dans toute son étendue;
une troisième, beaucoup plus petite que les
précédentes, est éminemment cartilagineuse.
Toutes sont circonscrites par un cercle inflammatoire, décélé par la rougeur; toutes,
aussi, peuvent être enkistées, ou exister sans
kistes. Enfin, on aperçoit des taches rouges;
au centre de quelques-unes d'entre elles se

____

(1) Voyez pag. 13, lig. 16 et suivantes.

distingue un point blanc, un peu saillant, d'un aspect cartilagineux, et qui, à n'en pas douter, est le rudiment de tubercules qui naîtront plus tard. Des plaques d'un blanc opaque, enfoncées, irrégulièrement découpées, ayant des stries divergentes, sont encore des lésions de la pituitaire; elles paraissent être les cicatrices de plusieurs ulcères confondus ensemble; quelquefois des granulations s'y remarquent: on les doit à des tubercules miliaires. Les cornets, les sinus de la tête contiennent, chez certains individus, une substance caséeuse, blanche, homogène et sans odeur; la masse en est parfois énorme. Nous ajouterons que les ulcérations s'établissent souvent très-près les unes des autres, et qu'en s'agrandissant elles se joignent et produisent de vastes dénudations des parties solides du nez, lesquelles s'enflamment, pour s'ulcérer ou changer de nature: celle-ci, osseuse, se transforme en cartilage, en fibro-cartilage; celle-là, qui est cartilagineuse, s'ossifie, etc., etc. L'inspection cadavérique ne laisse aucun doute à cet égard. Semblables altérations seront trouvées dans les glandes, dans le poumon, et partout ailleurs où l'inflammation aura séjourné en même temps que sur la paroi interne des nasaux. Il est inutile de rappeler les modifications légères qu'apporte la différence des organes, la prévision en est facile pour les personnes qui connaissent l'anatomie.

Concluons de cet exposé de faits, que la phlegmasie ayant perverti les tissus, ceux-ci préparent les matériaux qu'ils reçoivent, d'une manière spéciale qui les rend inalibiles; la portion saline semble seule en être extraite pour demeurer dans la région où le travail s'opère, elle irrite les parties qui la recèlent (le cercle qui entoure sa périphérie le prouve), les élémens qui lui sont transmis s'accroissent, son volume augmente, et son organisation, cédant enfin à la force qui l'anime avec excès, abandonne cet être accidentel à une décomposition vitale qui le détruit bientôt. L'ulcère paraît; il est plus ou moins étendu, marche toujours croissant, non par lui-même, mais parce que les systèmes concomitans, que l'inflammation n'abandonne pas, se détruisent; et si plusieurs se sont formés dans le même temps et sur un plan limité, en se joignant, ils constituent une plaie qui occupe un espace relatif à leur nombre et à leur grandeur respective. Plus les désordres deviennent grands, plus l'inflammation secondaire est sollicitée et prend d'empire, la mort seule met un terme aux désastres qu'elle pourrait faire.

Nous ne devons point omettre qu'il est des cas où l'ulcération n'est point précédée par des tubercules. La phlegmasie développe une suppuration qui, en détruisant les tissus, suffit pour former ces enfoncemens nommés improprement *chancres*. Cette différence tiendrait-elle à ce que l'inflammation, chez un animal, occuperait essentiellement le système lymphatique, tandis que sur un autre elle affecterait les capillaires sanguins?.... Nous laissons à l'expérience à prononcer là-dessus.

La morve est donc véritablement une inflammation entretenue par des corps étrangers irritans, engendrés eux-mêmes par une phlegmasie. C'est une inflammation arrivée à son *maximum* d'intensité, et qui ne baissera dorénavant qu'avec le décroissement des parties.

On concevra sans peine que l'auteur qui regardait cette maladie comme un catarrhe, n'était point dans l'erreur, puisque cette expression baroque (catarrhe) est employée pour *phlegmasie des membranes muqueuses*; mais il s'est abstenu d'étudier et de rendre les effets de l'affection qu'il avait su connaître, ses degrés, etc.; et, sous ce rapport, il a méconnu le plus important pour la science.

Quant à l'estimable écrivain qui l'attribue à des tubercules, comme la morve existe rarement sans ces derniers, on ne saurait trop applaudir à ses vues; l'oubli qu'il a fait des exceptions ne diminue pas son mérite. Tout ce qu'on peut se permettre, c'est de faire remarquer qu'il n'a point tenu compte de la manière dont se développent ces corps pathologiques, auxquels il accorde une préexistence illimitée, qui viendrait même du père ou de la mère, ou de tous les deux à la fois. Nous avons déjà donné solution d'une partie de cette assertion, nous expliquerons le reste dans le troisième chapitre.

——————

CHAPITRE II.

Des symptômes de la Morve.

Les signes de la morve sont de deux sortes, les *pronostiques* et les *diagnostiques*. Les premiers font prévoir l'invasion plus ou moins prochaine de la maladie, les seconds décèlent sa présence ; les uns et les autres demandent une pratique exercée pour être appréciés avec justesse.

Signes pronostiques. La constitution de l'animal, et les choses qui peuvent influer sur lui, fournissent ces signes, qu'il importe toujours de noter. Ainsi, une complexion molle, démontrée par des membres et une crinière empâtés, chargés de crins ; par une tête lourde, par des oreilles pendantes, par une épaisseur et une pâleur remarquables des muqueuses apparentes, par des mouvemens nonchalans, etc. ; un épuisement dû à quelque affection préalable, à des privations ou à des travaux forcés ; un vice de conformation des cavités nasales, qui disposerait ces dernières à des phlegmasies fréquentes ;

une irritabilité trop grande du sujet, une ardeur démesurée à l'ouvrage, des travaux excessifs, une nourriture malsaine ou donnée en petite quantité, des écuries humides, peu aérées, la malpropreté, etc., etc., sont autant d'indices sur lesquels on peut statuer. Toutefois ces objets, considérés en masse, seraient plutôt des causes prédisposantes que des symptômes, ils n'indiqueraient pas même le genre ni le siége de la lésion qu'ils feraient craindre; mais, en les fixant d'une manière moins vague, nous leur trouverons la valeur qui nous a porté à les placer ici.

La morve n'est point particulière aux solipèdes : tous les animaux, sans distinction, sont susceptibles de devenir morveux, en ce sens, que tous peuvent avoir une inflammation de la muqueuse des narines, et par suite, une dégénérescence des tissus propres du nez. (La différence des noms ne fait rien à la chose.) Mais les monodactyles sont les seuls qui soient soumis à des exercices violens, à des courses rapides qui obligent les organes respiratoires à précipiter leurs fonctions avec effort, à recevoir les vastes colonnes d'air que la capacité des naseaux, chez ces quadrupèdes, admet; or, ils doivent être, et ils le sont en effet, les plus fréquemment affectés de phlegmasies de l'appareil de la respiration, et les cavités olfactives, sans cesse excitées par la quantité de fluide inspiré et expiré, ne sont pas les dernières des parties de cet appareil à s'enflammer. Il est tellement vrai que la largeur des narines influe beaucoup sur la facilité qu'ont ces conduits à contracter l'inflammation, que dans la classe d'êtres que nous venons d'indiquer comme étant les plus aptes à cette altération pathologique, on remarque que le cheval, dont les fosses nasales sont très-dilatées, est le plus exposé aux phlegmasies de la pituitaire; après lui vient le mulet, et l'âne occupe le dernier rang.

Maintenant que nous savons que, chez les animaux à un doigt, les pièces qui concourent à l'hématose sont celles que l'inflammation attaque le plus souvent, il nous sera facile de priser les circonstances qui peuvent faire redouter la morve, ou sur lesquelles, *à priori*, on peut affirmer que ce *terrible* fléau paraîtra.

De ce qu'une bête serait ardente, on ne saurait, sans commettre une inconséquence, en augurer qu'elle deviendra morveuse; mais si, à ce premier caractère, elle réunit un vice notable dans la construction du nez, ou si, cette région étant bien conformée, la membrane qui la tapisse a été précédemment enflammée à plusieurs reprises, on peut regarder celle-ci comme un centre fluxionnaire que la nature choisira toujours de préférence à tout autre, chaque fois qu'elle aura des mouvemens insolites à répartir sur un point quelconque de l'économie vivante, et dès lors la morve sera préjugée, surtout si l'animal est mal nourri, mal étrillé, et peu ménagé au travail. Différentes maladies peuvent survenir avant cette terminaison affligeante; elles la favorisent, elles l'accélèrent quand elles ne sont pas mortelles.

Dans le cas où l'individu, étant dépourvu d'énergie, est soumis à un régime défavorable, et que, de plus, la propreté n'est point observée à son égard, le jugement devient moins équivoque. On peut tenir pour certain que, chez les sujets ainsi organisés, une cause légère suffit pour altérer la muqueuse du nez, dont les tissus n'ont point assez de ressort pour supporter la plus faible irritation sans éprouver des changemens dans leur texture. Toutefois de tels tempéramens sont difficilement accessibles à la douleur, et souvent les cavités nasales, le poumon lui-même, ont éprouvé une désorganisation profonde avant que l'animal ait paru souffrir.

Enfin, toutes les conditions qui peuvent détériorer l'organisme, bien qu'elles soient appliquées à des animaux fortement constitués, forment autant de signes qui déterminent le praticien dans son présage. L'abus des travaux, des saignées, des sétons, etc.; les alimens de mauvaise nature, moisis ou remplis de poussière; les auges malpropres, etc., pourront faire pronostiquer la morve, lorsqu'on ne verra pas les propriétaires disposés à changer les uns et à mitiger l'impression malfaisante des autres; car, sous l'influence de ces agens, les systèmes de l'économie s'affaiblissent, et plus ils perdent de leur vigueur, plus ils gagnent de tendance à se décomposer; ils arrivent même à ne développer qu'une réaction obscure contre les causes irritantes, qui produisent alors les phénomènes d'une inflammation passive, moins redoutable, en apparence, qu'une phlegmasie aiguë, mais plus sûrement destructive. Aussi l'expérience apprend-elle que quand la machine animée est tombée dans le relâchement, des affections éphémères suffisent pour engendrer des lésions organiques. C'est principalement la morve qu'il faut appréhender dans ce cas, si l'on veut se rappeler que les narines, chez les solipèdes, sont des régions à peu près toujours excitées, par conséquent très-sujettes à s'enflammer.

Signes diagnostiques. Plus faciles à saisir, ils sont aussi plus positifs que les précédens, ce sont de véritables symptômes ; nul d'entre eux n'existe, s'il n'y a maladie : leur nombre, leurs caractères, sont subordonnés à l'étendue des désordres qui les font naître, et à la constitution de l'animal qui les offre.

Bien souvent ils sont réduits à la tuméfaction des ganglions lymphatiques sous-linguaux, qui sont durs, adhérens ou non, mais sensibles, et forment une espèce de pelote dont la grosseur varie, depuis le volume d'une aveline, jusqu'à celui d'un œuf de poule.

Presque toujours ce sont les glandes gauches de la région maxillaire qui constituent ce corps morbide ; quelquefois les droites, et dans des cas les unes et les autres, qui en présentent un ou plusieurs de chaque côté.

L'animal paraît jouir d'une santé parfaite, il conserve sa gaieté, et la régularité ordinaire de ses fonctions ; tout, chez lui, porte à croire que l'affection glanduleuse est idiopathique. Cependant, les commémoratifs peuvent faire soupçonner le contraire ; et quand, par eux', on est instruit du régime, des fatigues, des souffrances qu'a endurés la bête, on doit considérer l'état des glandes comme consécutif à quelque altération profonde et cachée. Dès lors les recherches seront dirigées vers la poitrine, les cavités nasales, le chanfrein, les yeux, etc.

Si, par l'application du *stéthoscope* (1), par la pression des parois thorachiques, par la compression du larynx et l'examen des flancs, on reconnaît que le poumon soit endommagé ; si la pituitaire est pâle et infiltrée, preuve convaincante d'un dérangement dans son organisation ; si l'un des

---

(1) J'ai tenté de me servir de cet instrument ; mais les résultats ne m'ont point satisfait. J'ai pensé que les poils qui recouvrent la peau des brutes, en interdisaient l'usage chez ces derniers; et comme ma maladresse a pu m'abuser, il serait assez important que d'autres essayassent l'emploi de ce moyen.

yeux est larmoyant, et que ses paupières soient tuméfiées, blanchâtres, éraillées, etc.; si le côté du chanfrein correspondant à cet œil, présente un renflement recouvert de peau épaissie, et sur lequel on ne peut exercer le plus petit choc sans causer une sensation pénible que l'animal cherche à éviter, indices certains d'une lésion dans les sinus; si, dis-je, l'une de ces choses peut être constatée, en y rapportant la désorganisation des glandes, on peut conclure, avec assurance, que la morve existe. En effet, le parenchyme pulmonaire et la muqueuse qui accompagne les ramifications bronchiques, auraient beau être attaqués, ils ne développeraient jamais des sympathies sur les ganglions lymphatiques de la ganache; ce n'est qu'à mesure que le trouble se rapproche des régions olfactives, que les organes sécrétoires de l'auge éprouvent des modifications. Or, puisque leur substance est altérée (ce qui suppose une inflammation ancienne), et qu'en outre on a la certitude que la phlegmasie qui a produit cette altéraration, n'était point primordiale, il serait inconvenant de penser que la nasale soit demeurée intacte, lorsqu'on observe des ir radiations qui n'ont pu émaner que d'elle. Elle est donc malade, quoiqu'elle ne paraisse pas l'être, et l'engorgement des glandes en fait foi. C'est lui qui apprend que l'affection de la poitrine ne s'est pas bornée aux viscères de cette cavité ; mais qu'elle s'est transmise aux parties où toute espèce de désorganisation constitue la morve.

Quant au gonflement du chanfrein, il ne laisse aucun doute sur l'état actuel de la pituitaire, pas plus que la pâleur et la tuméfaction de celle-ci. L'engorgement des ganglions indique seulement que l'altération des nasaux est plus avancée qu'elle ne semble l'être.

Chez un grand nombre de sujets, les glandes ont conservé une intégrité parfaite, quoiqu'un écoulement de matière visqueuse, blanchâtre ou jaunâtre, sans odeur, ait lieu par les narines, dont la muqueuse est blafarde, gonflée, et n'offre pas d'ulcérations. Dans ces cas, on peut croire qu'il n'y a point encore décomposition de la pituitaire, et que l'état pathologique de celle-ci est réduit à une inflammation dont la chronicité est parvenue au degré qui va produire immédiatement la destruction des tissus qui la recèlent. Néanmoins, on sera en droit de soupçonner des altérations dans les parties du nez dérobées à la vue, si les symptômes sont observés sur des animaux matériels que les maladies les plus graves peuvent affecter sans décider de sympathies bien marquées.

Si, comme cela se présente fréquemment, aux signes que nous venons d'exposer pour les naseaux, se trouve jointe une disposition morbifique, ou une dégénérescence des ganglions sous-linguaux, on prononcera d'autant plus affirmativement qu'il y a morve, qu'on sera assuré alors qu'il existe des désordres majeurs.

Quand, avec l'intumescence des glandes, l'écoulement par le nez, la pâleur et l'infiltration de la nasale, on rencontre sur celle-ci des ulcérations, des taches rouges, des concrétions tuberculeuses ou des cicatrices, ou toutes ces choses à la fois, il est impossible de pencher pour la négative, puisque la désorganisation s'offre d'elle-même. La muqueuse s'est-elle altérée en même temps dans sa presque totalité ? la destruction s'est-elle emparée d'abord des portions supérieures de cette membrane, pour s'étendre

après plus bas ? ou bien est-ce la partie inférieure de la pituitaire qui, ayant été essentiellement affectée, se désorganise la
première? Ces questions sont tellement ar-
dues, que je n'essaierai point de les résoudre. Néanmoins, je me permettrai de dire
que l'état général de la bête peut procurer
parfois des éclaircissemens suffisans pour
y répondre.

Quelquefois la membrane olfactive est
recouverte d'une plus ou moins grande
quantité d'ulcères (*chancres morveux*), dont
la forme, l'étendue, la profondeur et l'aspect
varient à l'infini, sans qu'il y ait affection
des glandes, ni jetage par les naseaux. Dans
ce cas, l'animal est également morveux, attendu que la lésion, toute bénigne qu'elle
paraisse, est évidemment organique, et
qu'elle a son siége dans les narines.

S'il arrive que, indépendamment des
symptômes précités qui seraient accrus, la
bête soit maigre, que ses poils soient ter-
nes, secs et hérissés, que le liquide fourni
par les cavités nasales soit épais, verdâtre
et adhérent aux orifices du nez, etc., le mal
est presque à son plus haut période. Il a
influé sur les principales fonctions ; la di-

gestion, la nutrition, les sécrétions, etc., etc., sont perverties ; elles vont s'altérer chaque jour davantage ; l'individu touche à sa fin : il est, pour nous servir de l'adage commun, *morveux au dernier degré.*

Toutes les lésions que nous avons signalées dans la tête résident des deux côtés de cette extrémité du tronc, ou d'un seul, et plus souvent à gauche qu'à droite. Il serait possible que cette particularité dépendît de la faiblesse naturellement donnée aux parties gauches du corps, qui favoriserait l'action des causes irritantes sur la narine placée dans cette direction. Au surplus, les exceptions sont nombreuses ; la droite, par exemple, est fréquemment affectée seule, et dans la plupart des chevaux morveux, les deux naseaux ne deviennent altérés que quand la maladie est déjà très-avancée.

CHAPITRE III.

Des causes de la Morve.

Tout ce qui est capable de produire l'inflammation de la pituitaire, médiatement ou immédiatement, deviendra cause de la morve, chaque fois que la phlegmasie de la nasale sera suivie de lésions organiques sur cette membrane. Les causes de la morve, comme on le voit, sont indéfinies, et par cette raison nous nous abstiendrons de les énumérer. D'ailleurs, la plupart ne peuvent pas être prévues : c'est la sagacité de l'observateur qui peut seule les découvrir à mesure qu'elles se présentent.

Indépendamment de toutes ces causes, qui sont *occasionelles*, *déterminantes*, et parmi lesquelles nous n'avons point eu l'intention de comprendre la contagion, qui formera un article séparé, il en existe une autre série, qui se compose de celles que nous avons présentées dans le chapitre précédent, sous le titre de « *Signes pronostiques* ; » ce sont les causes *prédisposantes* ou *éloignées,* soit *individuelles,* soit *hygiéniques.* Nous ne les rappellerons pas. Nous nous attacherons seulement à l'une d'elles, qui, à cause du rôle qu'on lui fait jouer, mérite d'être étudiée avec scrupule, c'est l'*hérédité.*

La morve se transmet-elle par voie de génération ?... Suivant les auteurs modernes, cette question n'en est plus une, et l'animal qui provient d'un père morveux, d'une mère morveuse, ou de deux animaux affectés de morve, naît avec le germe de cette maladie. Or, étant donné que la morve n'est pas une affection *unique, sui generis,* il est impossible d'accorder à cette maladie un principe inhérent, capable de n'engen-drer qu'elle, et qui, répandu dans les matériaux qui vont alimenter le fœtus, ou jetés dans les organes de ce dernier, au moment de la conception, irait directement se loger dans la muqueuse du nez, en y formant tout d'abord des tubercules (1). Je sens bien

____

(1) Nous omettons volontairement de considérer le vice maladif dans les rudimens du petit animal, pour ne le le voir qu'au moment où les organes sont déjà distincts.

qu'on m'objectera que ces corps ne se diri-
gent pas toujours vers les narines ; que souvent, au contraire, ils se fixent sur le poumon, sur le mésentère, etc. ; mais alors ils
ne constituent pas la morve : c'est le *carreau*
dans un cas, la *phthisie pulmonaire* dans
l'autre, etc., etc. Au reste, tous ces détails
sont de trop, puisqu'on sait que les tubercules ne sont qu'une variété des terminai-
sons de la phlegmasie, qui peut développer
ces productions sur les membranes en général, aussi bien que dans les tissus paren-
chymateux, les os, etc., selon qu'elle attaque tel ou tel autre de ces systèmes.

Si l'absortion du fluide secrété par la pituitaire malade, vicie les humeurs de l'individu chez lequel elle a lieu, ce n'est qu'en
les rendant plus ou moins irritantes, par
conséquent, plus ou moins propres à enflammer les tissus du jeune sujet qui les
recevra. Une telle influence est admissible
dans le cas de morve avancée, quand presque
toutes les fonctions sont dérangées ; mais on
ne peut pas la supposer lorsque l'altération
est essentiellement locale et restreinte.

Toutefois nous accordons ces effets des
fluides sur le petit animal encore dans l'antre

utérin, à ceux provenant de la mère seulement, car nous ne croyons pas qu'un mâle, quelque morveux qu'il soit, qui féconde une femelle bien portante, puisse communiquer à l'embryon une dose assez forte de substance maladive, pour en faire à jamais un être altéré. La mère, d'ailleurs, contribue davantage à la procréation que le père, et si l'on envisage qu'à l'avenir, et jusqu'à ce qu'il prenne des alimens solides, son fruit recevra d'elle une nourriture saine, on concevra aisément que la disposition inflammatoire que celui-ci aurait pu recevoir de celui-là, se trouverait promptement éliminée.

Quoi qu'il en soit, l'animal, pendant qu'il est dans ses enveloppes, peut contracter, par une cause quelconque, une ou plusieurs phlegmasies, et venir au monde avec les suites de ces affections, qui sont constamment des tubercules, des ulcérations, des destructions d'organes, etc., etc. Celles-ci constituent des maladies diverses, à proportion du lieu qu'elles occupent; mais la morve existe régulièrement, quand elles siégent sur la membrane qui tapisse le nez.

Dans le cas contraire, elles peuvent la développer par sympathie.

Nous ferons remarquer que dans le premier âge de la vie, les vaisseaux blancs semblent dominer, et être particulièrement disposés à l'inflammation ; on sait, de plus, que
la phlegmasie de ces canaux paraît favorable
au développement des concrétions tuberculeuses ; et si nous ajoutons que les animaux
dont la constitution est endommagée fournissent à leur progéniture une débilité qui
favorise les progrès de l'irritation, on pourra
se faire une idée juste de l'hérédité de la
morve.

Il faut encore tenir compte du tempérament respectif de chacun des individus qui
s'accouplent : cette circonstance, dans la
question actuelle, est peut être la plus importante à considérer.

En effet, selon que la bête doit sa naissance
à des animaux *nerveux*, *sanguins* ou *lymphatiques*, elle possède une prédominance
des nerfs, des artères et veines, ou des vaisseaux de la lymphe, par conséquent une
aptitude à contracter des maladies similaires
à celles des auteurs de ses jours. Or, qu'y
aura-t-il de surprenant, cette connaissance

une fois acquise, à voir un animal sujet à des affections *nerveuses*, *lymphatiques* ou *sanguines*, parce que son père ou sa mère en était souvent tourmenté? Ne sera-t-il pas évident que le même système prévalant chez l'un comme chez l'autre, les causes maladives y porteront spécialement leur action? De là cette identité d'altérations, qui a fait naître des suppositions captieuses, quoique totalement contraires à la marche de la nature.

CHAPITRE IV.

De la contagion de la Morve.

L'IMPORTANCE que, de nos jours, on donne encore à la contagion de la morve, m'a déterminé à faire un chapitre exclusif de ce point si généralement imposant, et sur lequel, j'ose l'avancer, l'expérience m'a procuré nombre de faits décisifs.

Toutes les sécrétions fournies par des muqueuses altérées ont quelque chose, je ne dirai pas de contagieux, mais d'irritant, qui peut provoquer l'inflammation des tissus sains avec lesquels on met en rapport ces produits de fonctions modifiées. Toutefois ces substances malfaisantes n'agissent que par contact immédiat, lorsqu'elles sont portées en grande quantité, et que l'animal qui les reçoit, d'ailleurs, est dans des dispositions favorables pour contracter la phlegmasie.

La vertu d'un principe excitant venu d'une région quelconque du corps, ne se borne pas à pouvoir irriter une région semblable, elle se manifeste indifféremment sur toutes les parties placées sous l'influence de l'agent qui la recèle. Ainsi, le liquide formé par le canal de l'urètre malade pourra affecter la nasale, celui qui viendra de cette membrane modifiée pourra altérer la buccale, la conjonctive, etc., etc., *et vice versá*. Mais, nous le répétons, ces effets directs sont rares, parce que la cause que nous considérons présentement a une action très-faible, et que ce n'est que dans certaines circonstances qu'elle acquiert une vigueur notable, soit par sa quantité, soit par sa composition propre. Dans le plus grand nombre de cas, elle n'influe que conjointement avec d'autres causes plus vraiment actives, et capables à elles seules de produire la maladie.

Dans la morve, c'est-à-dire dans le cas de lésions du nez, le pus qui survient n'ayant jamais d'odeur (1), on ne peut pas lui at-

---

(1) Quelquefois, cependant, il en a une très-pénétrante : quand les os ou les cartilages sont cariés, ou lorsque les lésions sont accompagnées d'inflammation vive. En est-il plus énergique ? On peut le croire ; mais l'observation ne vient pas à l'appui. Il paraît, d'ailleurs, que les matières provenant d'organes dénaturés n'ir-

tribuer une propriété fortement agissante ;
de plus, il est toujours en proportion me-
surée, et puisque, comme cause maladive,
cette matière ne pourrait engendrer qu'une
phlegmasie (car nous savons présentement
ce qu'il faut penser des vices spéciaux, in-
connus), étant dépourvue des facultés né-
cessaires pour être irritante, sa présence ne
devra occasioner aucun trouble sur les tissus vivans.

C'est en effet ce qui arrive. Les animaux
morveux habitent journellement parmi des
bêtes saines, qui, mangeant, buvant, travail-
lant ave ceux, recevant, par cela même, les
émanations qui s'échappent de leurs corps,
reniflant, léchant, avalant le fluide qui s'écoule de leurs narines, n'éprouvent cependant
aucune atteinte de ces communications mul-
tipliées, et conservent l'intégrité de leurs
fonctions, tant qu'une ou plusieurs autres

---

ritent les parties qu'elles touchent, qu'autant que celles-
ci sont particulièrement et favorablement disposées ;
car on voit souvent la sanie puante qui vient du poumon en décomposition, passer sur la pituitaire sans la
modifier le moins du monde.

causes, véritablement productrices, ne viennent pas les attaquer.

Cette assertion, quelque paradoxale qu'elle
paraisse, n'est point du tout hasardée : elle
a sa source dans les faits, et c'est en exposant ceux-ci que nous prétendons la justi-
fier. Pour cela, nous suivrons la morve sur
le cheval seulement ; l'expérience nous ayant
appris que cette maladie est la même chez
tous les animaux domestiques.

Le cheval dont la nasale commence à se
désorganiser, n'est d'abord nullement le sujet
de défiances ; paraissant bien portant, on ne
peut pas le croire malade, et les glandes
grossissent sans qu'on s'en aperçoive, ou
sans qu'on s'en inquiète beaucoup. Bientôt
le jetage paraît : il est en si petite quantité
dans le principe ; ses caractères, d'ailleurs,
le rapprochent tellement du mucus secrété
pendant la santé, qu'on n'y attache aucune
conséquence, et d'autant moins encore, qu'à
cette époque l'écoulement n'a souvent lieu
que dans le temps où l'animal est exercé.
Ces choses augmentent, et le flux du nez
devient presque permanent. Le premier jour,
on pense que ce ne sera rien ; le lendemain,
on se contente de donner de l'eau blanche

à la bête ; enfin, après quelques jours passés ainsi, voyant la persévérance des symptômes, on se décide à consulter quelqu'un. Assez ordinairement, c'est le maréchal, ou un empirique (personnages *très-experts* dans la connaissance, qu'ils n'ont pas, des maladies et de leurs remèdes) que l'on appelle ; et, sur l'avis de ce médicastre, le cheval est ou n'est pas séparé de ses camarades. Or, il arrive ceci : ou l'humeur s'écoule par une narine, ou les deux la fournissent, avec ou sans altération des glandes. Si la matière sort d'un seul naseau, si, surtout, c'est du gauche, et que les ganglions de l'auge correspondans soient tuméfiés, l'animal est déclaré suspect, et mis à part ; tandis que, si le liquide s'échappe à la fois des deux côtés, notamment quand les glandes n'offrent rien de particulier, le cheval est dit avoir une *fraîcheur*, un *refroidissement*, etc. ; et, sans le changer de place, on le soumet à un traitement tout aussi fondé que la maladie qu'on lui suppose.

D'après ce récit de la pratique ordinaire, il est évident qu'au moment de l'arrivée du charlatan, les plus grands rapports ont déjà existé entre l'animal malade et ses compa-

gnons qui ne le sont pas; et que, par conséquent, toutes mesures d'isolement deviennent illusoires, puisque le virus a eu le
temps de se dégager et d'aller se ficher partout où il a voulu. Peut-être dira-t-on que,
dans le commencement de l'affection, les
miasmes n'ont point la malignité qui les ca-
ractérisera plus tard, et qu'il importe de
prévenir? D'accord; mais lorsque je vois un
cheval soi-disant *rafraichi*, *refroidi*, etc.,
demeurer dans l'écurie comme de coutume,
jusqu'à ce que, lassé de l'inefficacité des remèdes employés pour le guérir, le propriétaire demande un vétérinaire, qui déclare
que cet animal est morveux, qu'il faut le
tuer, qu'il est urgent de brûler ou de nettoyer les harnais qui lui ont servi, etc., etc.,
et que, cependant, je reconnais que les autres chevaux sont sains, malgré une coha-
bitation qui aurait dû produire le contraire,
je ne puis m'empêcher d'élever des doutes
sur l'existence d'un vice *méchant* qui fait
sentir si peu ses effets. A la vérité, en détruisant le foyer des émanations putrides,
on a eu le soin de désinfecter l'auge, le
râtelier, le pavé, les murs, etc., etc., et cette
désinfection a pu s'étendre sur les animaux

comme sur les objets; mais on croira difficilement à un vice subtil qui n'agit pas immédiatement après son contact avec des
parties vivantes; et dès qu'il est reconnu
que ce rapprochement s'effectuait déjà depuis long-temps, on peut être assuré que le
principe délétère a développé tout ce dont
il était capable, ou que, du moins, il s'est
combiné avec les tissus qui le recevaient
chaque jour. De là cette conclusion : ou l'altération des organes est opérée et n'est pas
visible, à cause de ses légers progrès, ou le
virus en combinaison avec les parties organiques exige une incubation qui n'est pas
encore achevée, avant de manifester son
influence. Il est clair que, dans l'une ou l'autre
de ces suppositions, les substances désinfec-
tantes n'auraient aucun pouvoir, si ce n'est
celui de faire paraître le mal plus vite. On
n'en prolonge pas assez l'application pour
qu'elle puisse faire craindre ce résultat.

Quoi qu'il en soit, dans une écurie de laquelle on a retiré un cheval morveux, ceux
qui y restent sont regardés comme ayant en
eux le germe de la morve, et c'est dans cette
croyance qu'on recommande de les surveiller.
On ne fait rien pour détruire ce germe; on

se contente seulement de visiter de temps en temps les animaux qui, du reste, continuent leurs travaux ordinaires, conservent leur régime et leurs habitudes d'usage. Par là, l'affection se trouve abandonnée à elle-même; et ce qu'il y a de surprenant, c'est que les chevaux ainsi soupçonnés ne deviennent presque jamais morveux, à la suite du séjour *pernicieux* qu'ils sortent de faire. Je dis preque jamais, parce qu'en effet il arrive quelquefois qu'un ou plusieurs des chevaux gardés à vue, et même tous, ne tardent pas à donner des signes de morve. C'est alors que la contagion est confirmée, quoique véritablement elle n'ait aucune part à ce malheur nouveau.

Tant que la morve sera produite par des causes individuelles, elle n'affectera que les sujets qui auront été en proie à ces causes, et les animaux non tourmentés de semblables sujétions pourront communiquer impunément avec les premiers. Mais si la morve provient de causes générales, de mauvais alimens, par exemple, de travaux forcés, d'habitations malsaines, etc., qu'auront partagés les chevaux d'une même maison; l'un de ces animaux devenant morveux, il n'y a point de raison pour que tous ne le deviennent pas, puisque la cause déterminante n'aura pu agir chez celui-là, sans sévir sur les autres. Seulement l'un est plus faible ou mieux disposé aux désorganisations que ses compagnons; il sera affecté le prémier. Ceux-ci le deviendront plus tard, et à proportion de leurs tempéramens respectifs; enfin, il s'en trouvera qui seront tellement constitués, que leur organisme n'éprouvera aucun dérangement. Voilà tout le mystère de ce grand phénomène, dans lequel on ne veut voir que du contagieux, en dépit des faits qui démontrent sans cesse le contraire.

Dans des circonstances aussi graves, il faut explorer chacun des animaux séparément, pour reconnaître s'il existe chez l'un d'eux quelques traces d'altération, à l'effet de prescrire les moyens capables de les arrêter, ou de témoigner les suites qu'elles pourront avoir. On fait réformer les choses qui peuvent être malfaisantes, on indique celles qu'il convient d'employer, ou dont il est nécessaire d'user modérément; et, rassuré soi-même sur une contagion imaginaire, on tranquillise ceux que ce vain fantôme ne manque jamais d'épouvanter.

Si la morve était aussi contagieuse qu'on le prétend communément, on ne verrait partout que des chevaux morveux, attendu que les règlemens qui concernent cette maladie ne sont rien moins que propres à prévenir son invasion. En effet, saisit-on un cheval affecté de morve, le sacrifier, condamner celui qui l'a vendu à une amende, et le rendre responsable des chevaux de l'acheteur (1) : telles sont les mesures que l'on se contente d'observer, et que l'on croit suffisantes pour arrêter les progrès de la contagion. Il est évident que de semblables précautions sont frivoles, car le cheval morveux, avant d'arriver sur le marché, a stationné dans des auberges où d'autres chevaux étaient près de lui, ou sont venus occuper sa

---

(1) Cette responsabilité est inique. Je l'ai vu imposer pour six mois, et à des personnes qui avaient vendu leurs animaux avec l'ignorance du mal qui tourmentait ces derniers. Or, je le demande, pendant un temps si long (six mois), les chevaux de l'acquéreur ne peuvent-ils pas contracter la morve par mille causes étrangères au cheval acheté morveux, et qui n'a fait que paraître dans l'écurie de ceux-là ? Nous ne pensons pas qu'on puisse répondre négativement à cette question.

place après qu'il en était sorti. Voilà donc des animaux qui emportent avec eux le germe d'une maladie qu'ils vont transmettre à d'autres, lesquels la communiqueront plus loin, et ainsi de suite le fléau va se répandre indéfiniment sans qu'il soit possible de s'y opposer, quoique l'on aura ponctuellement exécuté la loi. Ces considérations s'étendent également aux chevaux arrêtés en foire, et à ceux qui auront pu être emmenés par l'acquéreur.

Indépendamment des animaux morveux que l'on conduit au marché, les auberges reçoivent encore un grand nombre de chevaux appartenant, soit à des rouliers, soit à des marchands forains ou à des cultivateurs, etc., parmi lesquels il s'en rencontre souvent qui sont attaqués de morve, et sous ce rapport, on peut regarder les écuries publiques comme autant de foyers permanens d'infection. « S'il en était ainsi, dit M. Godine jeune (1), après avoir défié des faits en faveur de la contagion de la morve, « quel

____

(1) *Elémens d'Hygiène vétérinaire*, page 174, lig. 3 et suivantes.

» serait le lieu exempt de contagion ; quels
» seraient le camp , le quartier , l'écurie ,
» l'auberge, qui ne recèleraient pas ce virus
» ou ces miasmes, etc. ? » Les mesures de
salubrité ne vont pas jusqu'à ces sujets im-
menses de crainte, et les malheurs ne s'en
multiplient pas d'avantage ; je dirai plus, je
dirai que la moitié des personnes qui ont des
animaux morveux font infraction aux précautions voulues par l'autorité, sans que qui
que ce soit s'en trouve lésé.

Il est impossible de nier que si la morve
était aussi contagieuse, aussi subtile qu'on
la fait, toutes les négligences et toutes les
inconséquences que nous venons de signaler
donneraient lieu aux plus grands désastres ;
et puisqu'il n'en est rien, il faut nécessaire-
ment se résoudre à croire que la contagion
n'est pas l'apanage de cette maladie ; et que
ce sont des observations vicieuses, mal re-
cueillies, qui lui ont prêté une qualité si
redoutable.

Qu'on n'aille pas croire que nous parlons
au hasard, et sans avoir observé par nous-
mêmes. En cela on serait pleinement dans
l'erreur. Nous avons vu la morve, nous l'a-
vons minutieusement étudiée, et c'est parce

que nous sommes certain de la bien connaître, que nous avançons hardiment qu'elle n'est point contagieuse. Nous ne pouvons mieux prouver cette vérité qu'en exposant la conduite que nous avons tenue pour la découvrir, et quelques-uns des faits qui nous ont convaincu à son égard.

Nous n'eussions jamais osé émettre un doute sur la contagion de la morve, si, pendant notre séjour à l'école d'Alfort, nous n'avions pas été frappé du peu de précautions que l'on y prend pour éviter la propagation de cette maladie, qui, cependant, ne fait pas là plus de ravages qu'ailleurs.

Il suffit d'avoir suivi la clinique de cet établissement, pour avoir une idée nette de la *malignité* de la morve. En effet, les chevaux morveux y sont exercés dans l'endroit qui sert de promenade aux chevaux qui ne le sont pas, seulement à des heures différentes ; les palefreniers qui soignent les uns arrangent les autres, et les élèves se trouvent à la fois chargés de panser des animaux affectés de morve, et des bêtes qui n'ont point cette maladie : ils ne changent pas de vêtemens pour aller de ceux-là à ceux-ci, et le plus souvent c'est sans nettoyer leurs mains qu'ils se transportent des uns aux autres. J'ai moi-même agi plus d'une fois de cette manière, et fréquemment, après avoir fait des injections dans des naseaux complètement altérés, ayant les doigts salis par la matière que ces parties fournissaient, j'allais donner des soins à des malades d'un autre genre, sans prendre garde à quelles régions je touchais. On est encore à se plaindre de ces négligences.

Toutes ces absences de mesures ne m'avaient point échappé, et bien avant la fin de mes études j'envisageais déjà la morve comme n'étant pas contagieuse. Les écrits de plusieurs auteurs, à juste titre estimés, m'ayant enhardi dans cette opinion, je ne balançai pas, étant livré à moi, à agir en conformité avec ma manière de voir, et je puis dire m'en être parfaitement trouvé.

Chaque fois que, dans le canton de Chaumont (Oise), j'ai été consulté pour des chevaux morveux, je me suis promptement assuré des causes probables, afin de les faire cesser lorsqu'elles pouvaient encore étendre leur action, et, donnant des soins à ceux des animaux malades qui présentaient des ressources ; abandonnant à la nature les bêtes qui avaient des lésions irremédiables, leur répartissant l'ouvrage suivant la vigueur ou la débilité qu'elles offraient, j'ai toujours laissé les uns et les autres à leurs places accoutumées, sans avoir jamais eu à m'en repentir.

Exposons maintenant des faits. Nous obligerons par là ceux qui seraient tentés de nous faire des objections, à nous combattre autrement que par des raisonnemens.

Première observation (1). — M. **, pro-

---

(1) J'ai communiqué à M. Dupuy, professeur à l'Ecole royale Vétérinaire d'Alfort, des rapports détaillés sur chacune des observations que l'on va voir.

Dans cet ouvrage, je rapporte les faits sans parler des symptômes de la maladie, de la marche ni du traitement qui a été employé pour la combattre, mon intention étant seulement de faire juger si la contagion fait partie de son apanage.

Doutera-t-on que j'aie bien distingué la morve de toute autre affection? Quand j'aurais répété à chaque observation que l'état de l'animal était décélé par l'engorgement des glandes, par un jetage d'une matière de telle ou telle consistance, de telle ou telle couleur; par des ulcères fongueux, blanchâtres, noirâtres, etc.; par des tubercules, des cicatrices, etc., etc., je n'aurais pas donné plus de vraisemblance à mes récits.

priétaire à Condé (Oise), avait, en juin 1820, un cheval de 14 à 15 ans, qui était attaqué de la morve au dernier degré. Cet animal, acheté morveux en 1818, travaillait depuis cette époque avec un cheval sain, sans que celui-ci en éprouvât le moindre dérangement. Ils prenaient leurs repas en commun ; on les abreuvait à la mare du village ; l'un ou l'autre servait indifféremment à transporter des denrées dans quelque lieu que ce fût, et la maladie est restée le partage de celui-là.

Deuxième observation.—Le 29 juin 1820, M. B......., cultivateur à Enancourtléage (Oise), mit en pension chez moi une jument morveuse. Cette bête donnait des signes de morve depuis 19 jours, et quoiqu'il y en eût déjà 7 qu'on la traitât, elle était constamment demeurée à sa place ordinaire dans l'écurie, c'est-à-dire vers le mur de fond, entre trois autres jumens qui ont conservé une santé parfaite. Pendant un mois qu'elle a été à ma disposition, elle a eu des rapports fréquens avec mes chevaux, qui, non-seulement ont bu et mangé dans les vases consacrés à ses besoins, mais qui ont pris, mêlée à de l'avoine, de la matière puriforme qui s'écoulait de ses narines. Je n'ai pas répugné de la monter pour aller dans des fermes, alors même qu'elle jetait considérablement par le nez. Eh bien ! mes chevaux sont sains, et la morve n'a point paru dans les maisons où j'ai conduit moi-même le *foyer d'infection.*

Cette jument ayant été rétablie, du moins en apparence, a été vendue le 5 août 1820, avec garantie. Elle avait été cédée à M. B....... après un premier rétablissement.

Troisième observation. — Un cheval appartenant à M. F...., fermier à Hardivillers (Oise), morveux depuis 1820, n'a cessé d'être au milieu de huit autres chevaux qui se portent très-bien. On ne songe pas encore à le séparer de ses compagnons.

Quatrième observation. — En juillet 1820, j'ai pansé chez M. M..., propriétaire à Enancourt-le-Sec (Oise), une jument affectée de morve, et que j'avais traitée six mois avant pour un coryza. La cure a nécessité deux mois de soins, durant lesquels la bête a été laissée avec deux compagnes qu'elle avait et qu'elle accompagnait au travail. Celles-ci sont parfaitement saines.

Cinquième observation. — M. F.... fils, cultivateur à Théribut (Oise), me fit voir, le 22 juillet 1820, un cheval de selle qui était morveux au troisième degré. Il avait été acheté très-fatigué, et sans doute avec une inflammation chronique de la pituitaire. Quoi qu'il en soit, il y avait déjà deux mois que l'on s'était aperçu de la maladie, et il n'était séparé des autres chevaux, qui jouissent encore de la meilleure santé, que depuis quelques jours seulement.

Après trois mois de traitemens, l'affection faisant toujours des progrès, il a été livré à un particulier de Gisors (Eure), qui en possède quatre ou cinq à peu près dans le même état, et qui, cependant, n'hésite pas de les conduire dans la ville et partout ailleurs où ses occupations exigent la présence de ses chevaux, et ce, depuis bien des années, sans avoir jamais donné lieu à des plaintes. Je lui ai connu le cheval de M. F.... pendant six mois ; mais j'ignore s'il l'a conservé jusqu'à ce jour ; car, lors de ma dernière visite, il était d'une maigreur extrême.

Sixième observation.— M. P......., cultivateur à Gagny, me fit voir, au mois d'août 1820, un cheval qui, pour cause de morve, avait été relégué, le 22 juin de la même année, dans une petite écurie, avec un jeune animal boiteux que l'on se souciait peu de perdre, et qui, cependant, s'était conservé sain, malgré l'état de son compagnon, qui était morveux au dernier degré, et qui avait eu à différentes époques plusieurs hémorragies nasales (épistaxis).

Septième observation. — Une jument de trait, appartenant à M. Ch......., cultivateur à Delincourt (Oise), présenta, dans les premiers jours de juillet 1820, les symptômes de la morve avancée (sans doute la maladie avait été méconnue jusqu'à ce jour, car un an plutôt j'avais prédit à M. Ch....... le malheur qui menaçait sa bête, en lui conseillant de s'en défaire. Cette jument était belle : mes avis ne furent point goûtés), et le 20 août suivant elle mourut de cette affection. Cette jument n'a été retirée de l'écurie commune que cinq semaines après l'apparition des signes alarmans du fléau qui la tourmentait, et nonobstant cette circonstance *périlleuse*, tous les chevaux de M. Ch....... sont restés sains.

N. B. Pendant que j'assistais à l'ouverture du cadavre, mon cheval était, par mes ordres, dans le local qu'avait habité, jusqu'à sa mort, la bête morveuse , et mangeait le reste de fourrages que celle-ci y avait laissé. L'auge et le râtelier étaient couverts de matière échappée des naseaux de la malade. Mes chevaux (celui qui aurait dû être infecté chez M Ch..... est du nombre) jouissent encore d'une santé florissante.

Nous aurions pu multiplier les faits, nous aurions pu également rapporter ceux qui, sans nous être personnels, nous ont été communiqués par des personnes dignes de foi ; mais à quoi bon amonceler beaucoup de matériaux, si un petit nombre peut suffire à la solidité de l'édifice ?

La morve est contagieuse ou elle ne l'est pas, et l'observer une fois ou l'observer mille, on ne peut toujours la voir qu'avec celui de ces caractères qui lui appartient. D'après cela, une seule observation bien faite suffisait donc pour lever les doutes ; mais, comme on aurait pu la taxer d'*exception à la règle*, nous en avons rapporté plusieurs, afin de prévenir cette phrase évasive.

Dans quelques circonstances, quand, par exemple, les animaux morveux sont rassemblés dans un lieu étroit, insalubre, peu aéré, pendant les chaleurs, etc., les émanations

(62)

de leurs corps peuvent acquérir une vertu plus ou moins malfaisante et capable d'influencer les individus qui s'y trouveraient instantanément exposés. C'est le propre de toutes les affections, de revêtir une malignité redoutable lorsqu'elles sont concentrées, et les sujets sains, dans la même condition, finissent par développer un principe pernicieux. Mais, dans ces cas, c'est en vain que l'on chercherait à découvrir la contagion ; elle n'existe pas : c'est uniquement une cause irritante qui s'est formée, et qui va produire des inflammations plus ou moins vives, selon sa force. Le siége de ces inflammations variera en raison de la disposition actuelle des parties, et, chez le cheval, le nez et le poumon ne seront pas les plus épargnés.

A l'égard de ceux qui prétendraient soutenir que la morve est contagieuse, et nous objecter que nos observations sont tombées sur *ces cas rares* de morve qui ne se communique pas, nous leur ferions cette question, avec M. Godine jeune (1) : « Où sont

____

(1) *Elémens d'Hygiène vétérinaire*, pag. 173, lig. 20 et suivantes.

(63)

» les faits , les expériences qui prouvent
» qu'un cheval sain, robuste, soumis à un
» bon régime, deviendra morveux ou farci-
» neux , par cela seul qu'il est mis en con-
» tact avec un autre animal de son espèce,
» affecté de l'une ou de l'autre de ces mala-
» dies ? Où sont les faits qui prouvent que
» la contagion attaquera successivement tous
» les chevaux qui communiqueront avec
» ces premiers (1)? » Nous ne redoutons
pas les faits de cette nature, nous savons
qu'il est impossible d'en produire.

Notre opinion sur la contagion de la
morve n'est pas partagée par nous seul : un
grand nombre de vétérinaires regardent aujourd'hui cette voie de transmission de la
désorganisation du nez , comme un rêve, et
bien avant nous les Chabert, les Fromage,
M. Godine jeune et tout récemment M. Dupuy, ont déclaré que la morve n'est point
contagieuse; et, pour le démontrer, ils ont
employé des argumens péremptoires, des

---

(1) Nous prenons ces paroles de M. Godine, dans le
sens de la première maladie qu'il nomme; la seconde
est étrangère à notre sujet.

argumens basés sur des faits authentiques. A ce sujet, ils n'ont rien laissé à desirer, et si nous écrivons sur la même matière, c'est moins dans l'intention de la traiter mieux qu'ils ne l'ont fait (1), que parce que ces auteurs n'ont point apporté toute la fermeté que l'occurrence réclamait. Ils ont bien développé leur idée, ils l'ont montrée avec toute l'évidence possible ; mais chacun d'eux a terminé en déclarant qu'il était prêt à faire l'abandon de ses vues, si l'expérience les infirmait. Or, quand on expose une vérité, le doute doit-il la suivre? Ne doit-on pas au contraire la soutenir avec stoïcisme? La modération n'est applicable qu'à une assertion neuve et non encore justifiée : les faits incontestables la repoussent.

La morve n'est point contagieuse : voilà une vérité sanctionnée par tous les bons observateurs, et qui ne sera pas mieux prouvée dans cent ans qu'elle ne l'est de nos jours. En effet, les vétérinaires pourront-ils jamais acquérir de nouvelles lumières sur la morve, tant qu'il leur sera enjoint de re-

____

(1) Nous serions trop heureux si nous pouvions seulement la traiter aussi bien.

garder cette maladie comme très-conta-
gieuse, de faire tuer les animaux qui la
présenteraient, avec expresse défense de les
traiter ; d'obliger les propriétaires à brûler,
à nettoyer ou à désinfecter les harnais, les
seaux, les auges, les râteliers, etc., etc.? Par
de tels ordres, la contagion demeurera toujours en propriété à la morve ; car les prati-
ciens, affranchis de rechercher les causes
de ce fléau, puisqu'il leur est commandé de
n'en voir qu'une, la contagion (1), trou-
veront aisément à expliquer l'invasion du
mal, en adressant quelques questions aux
particuliers Tel cheval morveux est acheté
depuis peu : c'est lui qui, arrivant avec la

----

(1) M. Volpi, professeur vétérinaire à Milan, est
tout-à-fait de ce sentiment. Il taxe d'erronée l'opinion
de ceux qui ne pensent pas comme lui. Comment ne le
ferait-il pas! Il connaît de *jeunes* vétérinaires qui, ne
croyant pas à la contagion, ont été cause d'une infection générale, en laissant cohabiter, dans les régimens
où ils servaient, les chevaux morveux avec ceux qui ne
l'étaient pas. Nous ignorons jusqu'à quel point ces faits
sont exacts: dans tous les cas, s'ils sont vrais, le mer-
veilleux s'en trouve expliqué aux pages 48, à partir de
la ligne 22, 49 et 50 de notre ouvrage. Ce que nous di-
sons pour le civil est applicable au militaire.

morve, a donné cette affection aux autres chevaux. Cette circonstance n'existe-t-elle pas ; l'embarras n'en est pas plus grand : les animaux ont contracté la maladie en allant dans quelque auberge, en traversant une route, un chemin pour se rendre à leurs travaux ; ou bien l'écurie a-t-elle recélé des chevaux morveux dans un temps! des miasmes étaient cachés dans un endroit quelconque, ils viennent d'être mis à nu ; voilà l'occasion du malheur. Qu'est-ce que cela a d'étonnant ? n'a-t-on pas vu des cordes qui avaient servi à sonner des cloches dans le moment d'une peste, renouveler le fléau après avoir été renfermées vingt ans dans un coffre (1)? Les exemples de ce genre ne sont pas rares (dans les histoires d'*épidémies*, d'*épizootics*) ; et tant que l'on voudra faire des analogies, on ne manquera pas de sujets.

C'est en réformant de pareils principes, c'est-à-dire les sujétions imposées aux médecins des animaux, qu'on reconnoîtra bientôt que la morve n'a rien d'effrayant comme

---

(1) C'est le cas de dire : c'étaient de *méchantes* cordes !

on se l'est imaginé, et qu'il est temps enfin de mettre un terme aux iniquités qui se commettent journellement à cause d'elle.

Qu'on ne craigne pas d'agir de la sorte. Le plus petit danger, nous osons l'affirmer, ne saurait en être la conséquence. Nous savons que des gens sont là, qui, par intérêt, par amour-propre ou par tout autre sentiment (car nous ne pensons pas qu'ils soient ignorans sur la vérité), conseilleront de maintenir les réglemens suggérés par la routine, par les préjugés, en représentant les suites déplorables que pourrait avoir la révocation de ces actes (1) ; mais de tels con-

____

(1) Les efforts que font ces mêmes personnes pour avilir la médecine vétérinaire et ceux qui l'exercent, ont dévoilé depuis long-temps les motifs qui les inspirent. Je ne sais si je me trompe ; mais la note suivante, qui est la déclaration la plus formelle et la plus impudente du mépris que l'on fait de notre art, et qui se trouve au bas des pages 194 et 195 du *Règlement provisoire sur le service intérieur des troupes à cheval*, me semble avoir été établie par nos généreux inspirés. Nous ne nous permettrons aucune réflexion étendue à son sujet (chacun en fera à sa manière) ; nous jetterons seulement çà et là quelques remarques. Mais, avant de la produire, nous croyons nécessaire de faire connaître

seils doivent être méprisés ; ils nuisent à l'intérêt commun, pour satisfaire des inté-

---

que l'article *Service des vétérinaires*, qui la renferme, est placé après celui des gardes d'écurie, et par commisération, avant le chapitre consacré au vaguemestre. En conscience, quel est le vétérinaire instruit qui, voyant de semblables *honneurs* rendus à ses confrères, ne rougira pas d'avouer sa profession? Lorsque celui-là aura lu la note, il sera peut-être **plus** satisfait! C'est ce que nous désirons.

Note extraite de l'article Service des vétérinaires, *du Règlement sur les troupes à cheval.*

« Quelques personnes avaient pensé qu'il aurait été avantageux de donner la distinction et le rang d'officier aux vétérinaires. Sans doute ces personnes n'avaient pas remarqué que ce service, entrant dans les détails du régiment (*a*), devait s'exercer *sous l'inspection des officiers et surtout des adjudans* (*b*); que c'est un état pénible (*c*) qui ne peut être bien fait qu'après une première *pratique de maréchal-ferrant* (*d*), qu'avec le

(*a*) Apparemment que le service des chirurgiens ne regarde pas le régiment.

(*b*) Parce que les uns et les autres ont de *grandes connaissances* dans l'art de guérir.

(*c*) Par les études qu'il exige.

(*d*) Les meilleurs vétérinaires ne savent ni forger ni ferrer, et ceux qui possèdent ces *talens* ne sont, pour la plupart, que des routiniers en médecine.

rêts particuliers ; et le Gouvernement, aussi bien que le public, croyant remplir un de-

---

concours continuel des hommes de cette profession (*a*), et qu'il a toujours exigé que dans les corps on *affranchît de la tenue* ceux qui l'exerçaient (*b*) ; qu'en l'élevant davantage dans les troupes et dans la société (*c*), ainsi qu'on en avait eu un instant le projet (*d*), les honoraires et les frais de traitement dépasseraient bientôt, dans toute maladie un peu grave, la valeur des meilleurs chevaux, à plus forte raison de ceux dont l'âge ou les infirmités ont considérablement diminué le prix, et qu'ils seraient constamment hors de toute proportion avec les chevaux descendus graduellement aux usages les plus communs, et avec ceux des espèces inférieures (*e*) ; qu'enfin, donner aux vétérinaires l'état

(*a*) Comme la chirurgie humaine, avec l'aide des bandagistes, des tourneurs, etc. Au surplus, si les vétérinaires ont besoin des maréchaux, c'est donc qu'ils ignorent la maréchalerie ; car, s'ils la connaissaient, ils ne réclameraient pas les secours de ceux-là.

(*b*) Il est difficile de concevoir pourquoi. D'ailleurs les vétérinaires, dans tous les corps, s'habillent avec beaucoup d'élégance.

(*c*). C'est le seul moyen de le rendre vraiment utile.

(*d*) Et ce sont des vétérinaires qui ont empêché l'exécution de ce plan !..... Peut-être des vétérinaires par les apparences, car il y en a qui figurent, et qui n'ont pas été plus dignes d'obtenir un diplôme sous Bourgelat, qu'ils n'en seraient capables aujourd'hui.

(*e*) Voilà une foule d'objections, dont la plus forte ne pou-

voir sacré, continue de faire des sacrifices
inutiles, qui lui coûtent annuellement des

---

d'officier, serait à la fois les *priver d'exercer*, *lorsqu'ils
se retirent*, un art qu'on ne peut pratiquer fructueuse-
ment, même dans Paris, qu'à l'aide d'un *atelier de maréchalerie*, et *enlever au public d'utiles services (a)*. »

« Au reste, le vétérinaire qui ajoute à la pratique la
théorie de la science, ne manque jamais de trouver au-

vait pas former le plus léger obstacle. Nous ne voulons pas
les combattre; nous nous bornons à faire remarquer que
l'on aurait mieux fait de nous dire : que la raison qui avait
empêché qu'on élevât les vétérinaires était la crainte que
cette émulation n'en fit paraître de trop instruits. Il existe
des individus qui ont un grand intérêt à ce que l'on dise
des vétérinaires : *oculos habent et non vident.*

(a) Si l'auteur s'est entendu en écrivant ce passage, il n'en
est pas de même de ceux qui le lisent; ils ne comprennent
guère de quels secours peuvent être à un médecin, des *souf-
flets*, des *marteaux*, des *enclumes*, etc., etc., ni comment
le grade d'officier, déféré à un vétérinaire, frustrerait le
public des services que celui-là aurait pu lui rendre s'il avait
été moins élevé. Ah ! j'entends, c'est qu'un officier ...... devenir maréchal!..... c'est juste, rien n'est plus choquant......
Mais n'en voit-on pas qui, retirés du service militaire, sont
obligés de reprendre la fabrication des bottes, des cha-
peaux, etc., etc., ou de vivre dans la nécessité. Au surplus,
le vétérinaire est un médecin, et non un maréchal. Ce sont
les ennemis de son art qui exigent sans cesse qu'il fasse cas
de la *maréchalerie*, dont l'inutilité, pour la médecine des
brutes, est le moindre des inconvéniens.

sommes considérables. D'ailleurs, pourquoi hésiterait-on à réformer des mesures onéreuses, lorsqu'on a la conviction de leur insuffisance dans le cas d'une contagion réelle ?

Si la morve était contagieuse, il faudrait augmenter les moyens préservatifs consignés dans les règlemens qui la concernent ; mais comme elle ne l'est pas, il importe, pour le bien général, que toute voie arbitraire y relative soit rigoureusement proscrite.

Le *coryza gangréneux*, de même que toutes les inflammations du nez fortement aiguës, peut se communiquer aisément du cheval

---

près des officiers les égards qu'il mérite (a). Les galons qu'on lui donne pour lui assurer l'obéissance des cavaliers, n'y sont certainement pas un obstacle (b).

(a) Chaque fois que les officiers daignent avoir cette condescendance.

(b) Ils lui interdisent jusqu'à la liberté de frayer avec les adjudans. C'est assez dire à quelle distance ils le placent des officiers et des chirurgiens, qui ne lui accorderont jamais que les égards que tout subordonné estimable a droit d'attendre de ses chefs. Ici, on est obligé de convenir que l'auteur a justifié la malheureuse position des vétérinaires militaires, en la tournant en dérision, et qu'une telle conduite est infâme.

malade aux animaux sains qui sont placés près de lui : il fournit un principe assez irritant pour cela. C'est au vétérinaire à reconnaître si l'intensité de la phlegmasie commande ou non d'avoir recours à l'isolement. Au reste, toute inflammation vive, de quelque partie du corps que ce soit, exige de lui la même prudence.

L'état aigu d'une phlegmasie qui affecte des chevaux, ne permet pas qu'on puisse mener ces animaux sur un marché. C'est quand la maladie est chronique, c'est-à-dire lorsque le danger n'existe plus, qu'on s'expose à les vendre. De là l'inutilité de faire des visites sur les foires, et l'urgence de les prodiguer chez les propriétaires, afin de préserver ces derniers des pertes que leur défaut de connaissances médicales, ou l'ignorance des soi-disant guérisseurs qui les abusent, ne manque jamais de leur faire éprouver. Mais la morve n'y est pour rien : l'inflammation chronique des narines, accompagnée ou entretenue par des lésions organiques, borne ses effets aux animaux qui en sont attaqués (1). Les expériences

____

(1) L'auteur de la *Nosographie vétérinaire* (1 vol.

qui ont été faites à l'Ecole royale d'Alfort, et auxquelles j'ai assisté, quoique tentées sur des chevaux vieux, faibles, estropiés, mal nourris, etc., n'accusent point un seul résultat contraire.

---

in-8°, Paris, 1820), penche en faveur de la contagion de la morve (ce qui n'étonne personne), et il dit, page 293, que M. Gohier, « qui a fait les expériences qui peuvent jeter le plus de jour sur la nature contagieuse ou non contagieuse de cette maladie, la regarde comme contagieuse; » mais qu'il « la range dans cette classe de maladies qui ne sont contagieuses que par une *inoculation presque immédiate*. » Si ce n'est pas là un aveu positif de la non-contagion de la morve, c'est du moins quelque chose qui en approche.

CHAPITRE V.

Du traitement de la Morve.

On a cherché, mais en vain, un remède contre la morve, et nous osons prédire à ceux qui seraient tentés de poursuivre la même chimère, qu'à l'exemple de leurs devanciers, ils échoueront dans leur entreprise. On a interrogé les trois règnes de la nature, on a essayé tour à tour tous les agens de la pharmacie, et l'on a fini par dire : *la morve est incurable.* Il n'est pas difficile de concevoir pourquoi : on voulait trouver un spécifique, et la nature n'en possède pas (1). Etait-il possible d'être jamais satis-

---

(1) Le *mercure*, le *quinquina*, le *soufre*, etc., quoi qu'on en dise, ne sont pas plus spécifiques qu'aucune autre substance quelconque. Ils rentrent dans des classes qui renferment beaucoup d'autres ingrédiens analogues par leur vertu, dont la somme, répartie à chacun d'eux, établit l'unique différence des effets qu'ils provoquent. Ayant, dans notre pratique, recueilli un grand nombre de notes sur l'action des médicamens, nous nous pro-

fait ? Une affection, quelque bénigne qu'elle soit, ne guérit dans aucun cas par l'usage d'un seul médicament : c'est le concours de plusieurs moyens appropriés aux indications que présente l'animal malade, et qui varient à mesure que celles-ci changent, qui peut ramener la santé. Or, la plupart n'ont point éprouvé à suivre, pour la morve, cette marche simple que réclament les maladies, et ceux qui l'ont fait, entraînés par l'idée d'un vice particulier, ont constamment empêché les succès de cette méthode rationnelle, par l'usage outré d'un ou de plusieurs excitans énergiques administrés dans la vue d'annuler la spécialité du mal.

Ces traitemens, qui diffèrent peu, sont ordinairement funestes l'un et l'autre : ils précipitent les mouvemens pathologiques, et la perte des animaux se fait attendre moins long-temps. Toutefois les progrès de l'affection sont plus rapides sous l'influence de celui-là que sous celle de celui-ci, ce qui dépend des correctifs compris dans le der-

---

posons de les coordonner en corps de doctrine, aussitôt que nos occupations nous permettront de le faire.

nièr. Ainsi, ne voit-on qu'un virus à combattre, des irritans sont exclusivement employés, à l'intérieur comme sur l'endroit lésé : si, à cette première pensée, on joint la considération des symptômes, telles que la rougeur des membranes, l'inappétence, la toux, etc. ; des saignées, des sétons, des boissons variées, des lavemens de même nature, etc., etc., s'ajoutent aux stimulans, dont on diminue la quantité ; sans cependant la rendre assez faible pour que leur action ne domine pas sur celle des autres moyens.

L'économie se trouve donc sans cesse excitée, et quand on réfléchit que les lésions qui constituent la morve sont toujours accompagnées d'inflammations locales qui étendent les ravages, on comprend aisément qu'au lieu de retarder le mal, les procédés que nous venons de voir doivent le faire marcher plus vite. Mais leur influence ne se borne pas aux parties primitivement affectées ; elle s'étend sur ceux des organes sains qui ont des dispositions maladives ; et une inflammation du poumon, de l'estomac, ou de toute autre pièce de l'organisme, se trouve consécutivement ajoutée à l'altération des

narines, qui croît en proportion de ces effets.

L'emploi des irritans amène quelquefois
des résultats avantageux : c'est lorsqu'ils dé-
cident une dérivation salutaire sur les intestins ou ailleurs. On court trop de chances
à tenter un succès aussi rare, pour qu'il ne
soit pas prudent de l'éviter.

Parlerons-nous des médications essentiellement locales qui ont été préconisées? Les
injections à l'aide du trépan, l'extirpation
des glandes, la ligature des artères, etc.,
ont réussi dans certaines circonstances : les
unes, en combattant un mal qui pouvait
bien être borné aux naseaux ; les autres, en
formant un point dérivatif, capable d'arrèter
le travail destructeur de la membrane olfactive. Mais toutes ont eu l'inconvénient d'é-
chouer plus souvent qu'elles ne réussissaient,
et chaque fois qu'on aura recours à un moyen
exclusif pour détruire des lésions différentes
par leur nature, par leurs degrés, etc., et
qui affectent des animaux dont l'âge, le tempérament, la nourriture, etc., varient également, des revers couronneront presque
toujours les efforts du médecin.

C'est en suivant les époques de la maladie,

en méditant ses signes, en pesant la valeur des événemens qui ont précédé, et celle des objets qui agissent encore sur l'individu malade, qu'on peut diriger des secours efficaces ou palliatifs, suivant que l'altération est ou n'est pas curable. Ces distinctions appartiennent à l'observateur lui-même : il serait difficile, pour ne pas dire impossible, de les donner dans un ouvrage. Des aperçus généraux peuvent y être énoncés, et lorsqu'ils sont clairs, ils conduisent aisément aux particularités les plus minutieuses.

L'inflammation des narines étant devenue chronique, la morve existe ; et c'est à combattre cet état que nous devons exclusivement nous appliquer.

Le travail lent qui caractérise une phlegmasie chronique, ne tend rien moins qu'à débarrasser incessamment les tissus des fluides surabondans qui y ont été appelés ; il entretient ce surcroît de matériaux, et concourt, par ce moyen, à la décomposition de l'organe qu'il occupe. Il faut une activité plus grande dans les mouvemens, ou du moins une force plus prononcée dans les parties qui les exécutent, pour ramener l'ordre naturel. De là la nécessité d'augmenter une excitation trop faible, si l'on veut parvenir à procurer la guérison des systèmes affectés. Or, le premier état de la morve, celui pendant lequel la nasale n'offre aucune désorganisation, réclame ces principes, qui doivent être suivis avec précaution : stimuler la muqueuse des naseaux, choisir à cet effet les substances médicamenteuses dans la classe des *restrinctifs* ; maintenir l'intégrité des fonctions par des alimens de bonne qualité, par des travaux mesurés et par un pansement de la main régulièrement fait : tels sont les *indications* et les *indiqués* auxquels il convient de satisfaire. Mais, si une débilité coexistait avec l'affection du nez, des toniques seraient administrés à l'intérieur, en ayant l'attention d'en suivre les effets, pour les suspendre, les diminuer ou les augmenter selon le besoin. Un certain degré de vigueur est nécessaire pour que la résolution puisse s'opérer : il serait dangereux de le pousser trop loin ; ou, parvenu là, il faudrait s'empresser de recourir aux antiphlogistiques. Toutefois cette médication stimulante ne doit être employée qu'à l'égard des chevaux mous, dont l'organisation en exigerait presque toujours l'usage ; car, pour ceux qui sont naturellement bien constitués, leur faiblesse ne peut dépendre que de deux choses, ou des privations qu'ils ont éprouvées, et dans ce cas l'emploi calculé d'une nourriture saine répare le tort ; ou d'une altération grave d'un organe quelconque, qui modifie l'ensemble de l'économie, et commande de diriger les remèdes vers elle, l'atonie générale n'étant alors qu'un symptôme.

Lorsqu'indépendamment de l'état pathologique des naseaux, une lésion importante se remarque sur un autre point, quels que soient le tempérament de l'animal et sa situation présente, tous les soins sont apportés à combattre cette lésion, dont la cure, fort souvent, entraîne la guérison du trouble nasal.

L'engorgement de la pituitaire est quelquefois tel , qu'il peut faire douter des moyens précédens. Les dérivatifs seront alors mis en usage. Je les préfère dans le tissu cellulaire sous-cutané, que partout ailleurs, et toujours placés près le siége du mal. Une révulsion opérée sur la peau, à l'aide des vésicatoires, des sinapismes, du cautère actuel, etc., convient aussi fort bien. On agit avec avantage sur la muqueuse externe, dans le traitement des inflammations du système muqueux intérieur ; le tout est de combiner sagement les attaques.

Dès que la membrane olfactive présente des désorganisations (tubercules , ulcères, etc.), la morve est à son deuxième et dernier temps. Les lésions pourront s'étendre, s'accroître, et déterminer enfin la mort du sujet ; mais ce sera toujours la période de destruction, plus avancée un jour que la veille, et qui réclamera des variations dans le traitement, à proportion de son étendue.

Lorsqu'on juge les altérations faibles, en petit nombre, et que la pituitaire est pâle et infiltrée, les moyens sont les mêmes que dans la morve constituée par la simple inflammation chronique des narines. Il n'en est pas ainsi des désordres plus graves accompagnés de rougeur ; ils commandent l'emploi des injections émollientes dans le nez, pendant qu'un régime doux et nourrissant est mis en usage de concert avec un exercice calculé et une propreté rigoureuse. L'intensité et l'opiniâtreté de la maladie, indiquent s'il est nécessaire d'avoir recours aux révulsifs.

A mesure que les lésions sont grandes, et que la phlegmasie consécutive est vive, les saignées, les adoucissans à l'intérieur et la diète sont employés. On n'en prolonge l'effet qu'autant que les symptômes le prescrivent. En général, il faut avoir l'attention d'entretenir l'équilibre des fonctions, et pour cela remédier promptement à celles qui se font imparfaitement, en ayant le soin de ne pas confondre une irritation qui, nuisant aux actes de la nutrition, développe une faiblesse plus ou moins prononcée, avec une débilité essentielle qui suppose les pièces de l'organisme intactes.

Quand les altérations sont telles qu'on ne peut plus espérer de les guérir, on calme l'exaspération des phénomènes; et, pour retarder les progrès de la destruction, on soumet l'animal à des substances alimentaires incapables de l'exciter (tels sont la paille, l'orge, le vert, la recoupe, l'eau blanche, etc., etc.), et à des travaux modérés. Souvent, sous l'influence d'une semblable nourriture, et des auxiliaires que l'hygiène a pu lui fournir, les désordres s'affaiblissent, diminuent, et finissent quelquefois par disparaître. M. Cardot, vétérinaire à Gisors, département de l'Eure, a eu un cheval morveux au dernier degré, qui a parfaitement guéri, étant abandonné dans une prairie. M. Marie, aubergiste dans la même ville, m'a rapporté un fait analogue au sujet d'un de ses chevaux. Enfin, M. Peuchet, de Beauvais, a rétabli quatre chevaux affectés de morve, chez M. B...., cultivateur à Enancour-le-Sec (Oise), par les saignées, l'eau blanche et la diète. Il ajoutait des fumigations aromatiques dans les naseaux.

Au surplus, les lésions organiques les plus sérieuses guérissent fréquemment par les seuls efforts de la nature, surtout quand la machine vivante, ne recevant que des alimens doux, n'assimile à ses parties que des matériaux capables d'en modérer l'irritation, en même temps qu'ils nourrissent beaucoup. Les autopsies cadavériques, sur l'homme comme chez les animaux, nous offrent chaque jour, dans des organes importans, des cicatrices plus ou moins prolongées et qui accusent fort souvent de vastes destructions de substances.

J'ai connu un jeune homme, exerçant la

profession de bourrelier, qui, revenu de Moscou avec un *rhume négligé*, se trouvait, en 1819, dans l'état suivant, malgré tout ce qu'il avait pu faire pour se guérir : le visage et les mains maigres et jaunes; les yeux enfoncés, mornes et cernés de noir; la colonne vertébrale courbée en avant et à gauche; une toux opiniâtre, fréquente, accompagnée d'une expectoration abondante de matière puriforme, brunâtre, portant une odeur infecte; l'individu était triste, marchait nonchalamment et travaillait de même.

Après six mois de cet état, le mal faisant toujours des progrès, le jeune homme prit le lit et devint bientôt dans une situation pénible. La toux se prolongeait jusqu'à produire des nausées; les alimens, les boissons n'étaient plus pris sans être rejetés; les nuits étaient terribles : l'infortuné, placé de manière à être sur son séant, toussait, vomissait et ne dormait nullement; chaque jour on croyait le voir expirer, et, dans cette attente, on ne lui donnait plus que du lait coupé de beaucoup d'eau. Eh bien! tous ces phénomènes effrayans se sont successivement calmés, et vers la fin de l'année 1820,

notre malade avait recouvré une santé parfaite, et qui s'est soutenue depuis. Il est maintenant droit, assez gras, vermeil, gai, et va
se réjouir avec ses camarades, qu'il ne fré-
quentait plus depuis long-temps. On trouve,
je crois, dans cette observation, les preuves
de la possibilité des guérisons spontanées de
lésions organiques ; car, si l'individu qui en
fait le sujet n'avait point dans le poumon
des *tubercules,* des *hépatisations,* des *ab-
cès, etc.,* par quelle espèce d'altérations était-
il donc tourmenté ?

Dans tous les cas, les animaux dont l'é-
conomie est profondément altérée, doivent
être utilisés aussi long-temps que leurs forces
le permettent, et à des occupations graduées
suivant leur vigueur. La propreté veut qu'on
les range, dans l'écurie, les uns à côté des
autres.

Nous n'avons point parlé du traitement
spécial des glandes. Il se compose de to-
piques qui varient en raison de l'état pathologique de ces corps, qui ne sont que des
accessoires du siége de la maladie, et dont
l'affection ne constitue qu'un symptôme sur
lequel, à la vérité, on préjuge souvent des
lésions inappréciables par la vue. C'est au

praticien à en tirer tout le parti possible, sans toutefois considérer la disparition de l'engorgement de ces organes comme un point capital du but qu'il doit atteindre. Au reste, la sensibilité des ganglions réclame les émolliens, et leur inertie commande d'user des excitans locaux.

Il est encore un point qui milite en faveur du prétendu vice de la morve, c'est la récidive de l'affection, après que celle-ci a cédé aux médicamens employés pour la détruire. Cette circonstance, commune à toutes les maladies, n'a rien qui puisse surprendre : tout le monde sait qu'un organe qui a éprouvé une phlegmasie, conserve une tendance à s'enflammer de nouveau, si la plus petite cause réagit sur lui, et que cette aptitude est plus grande à l'égard de ceux qui ont subi des désorganisations. L'individu qui a été attaqué d'une ophthalmie intense reste sujet aux inflammations des yeux ; celui qui a supporté une dyssenterie aiguë, demeure exposé aux coliques, etc., etc.

Quant au traitement préservatif de la *morve*, il consiste à écarter des narines tout ce qui pourrait les enflammer, et à ne point abandonner les phlegmasies nasales que l'on n'aurait pu éviter, avant de les avoir radicalement guéries. Ces considérations s'appliquent aux irritations des naseaux, soit primitives, soit secondaires.

Obvier aux vices qui subsistent dans le régime des animaux, et dans leur administration en général; corriger l'influence du système qui prédomine chez eux ; prévenir, par des moyens réfléchis, les réactions défavorables que des organes affectés menacent de pousser vers les cavités olfactives; combattre d'une manière méthodique les maladies qui, malgré toutes les précautions voulues, sont parvenues à opprimer la pituitaire; telles sont en substance les règles à suivre pour diminuer la fréquence des exemples d'une affection qui cessera d'être un objet de terreur, quand on se sera donné la peine de la voir sans prévention.

FIN.

TABLE

DES

CHAPITRES.

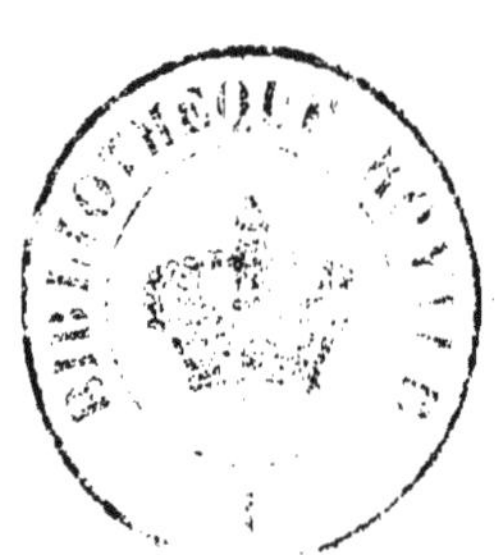